WIE JUGENDLICHE GEWICHT VERLIEREN UND ES HALTEN: GEWICHTSVERLUST VERTRAULICH ...

Inhalt

ÜBERBLICK ÜBER GEWICHTSVERLUST 3

Ermitteln Sie zunächst Ihren BMI, denn mit steigendem BMI steigen auch Ihre Gesundheitsrisiken. 5

GESUNDHEITLICHE KOMPLIKATIONEN IM ZUSAMMENHANG MIT Adipositas 6

Gallenblasenerkrankung 7

Gewichtsverlust 8

Gründe für eine unbeabsichtigte Gewichtszunahme 8

Hier sind Gründe, warum Menschen ungewollt an Gewicht zunehmen. 9

Alkoholunabhängige Fettlebererkrankung 9

Künstliche Junkfood 10

Sie nehmen zu viele stark verarbeitete Lebensmittel zu sich. 11

Arthrose 11

Aktivistisches Marketing 12

Erhöhte Triglyceride 13

Mangelnder Verzehr von Vollwertkost 14

Du fühlst dich gestresst. 15

Wie können Eltern die Gewichtsabnahme ihrer Kinder unterstützen? 15

Wie kann ich zu Hause in Form kommen, um meinem Kind zu helfen? 16

Wie kann ich meine Kinder zu mehr Bewegung ermutigen? 16

Wie führt man solch tiefgreifende Veränderungen durch? 18

Essen Sie langsam 18

Achten Sie auf die ersten 5–10 % 18

Seien Sie zufrieden mit Ihren Mahlzeiten 19

Integrieren Sie Aerobic-Aktivitäten in Ihren Alltag 20

Verbrauchen Sie mehr Pflanzen 20

Stärken Sie Ihr Protein 21

Mehr Wasser verbrauchen 21

Vermeiden Sie Limonade. 22

Probieren Sie ein eintägiges Abschreckungsmittel aus. 22

Finden Sie Mahlzeiten zum Auftanken. 23

Finden Sie eine regelmäßige körperliche Aktivität, die Sie unternehmen können. 23

Gehen Sie raus. 24

4

Bleiben Sie trotz Rückschlägen hartnäckig. 24

Stellen Sie sich eine „Lifestyle-Bewegung" vor.
....24

ÜBUNG 25

BENUTZEN SIE ACHTSAME ESSPRAKTIKEN 26

Begrenzen Sie Ihren Verzehr von verarbeiteten
Kohlenhydraten und Zucker. 26

BEWERTEN SIE IHREN SCHLAF 27

Servieren und verzehren Sie mehr Gemüse. ..27

Gewichtsverlust bei Suppe 28

Gewichtsverlust bei Suppe 28

Augapfel ihre dünne Kleidung 29

Diät zum schnellen Abnehmen 30

Die VLCD (sehr kalorienarme Diät) 30

Kalorienarme Diäten (LCD) 31

Zeitlich begrenzter Konsum 32

Alternate-Day-Fasten 33

Trendige Diäten 34

Zweck der Übung 35

ÜBERBLICK ÜBER GEWICHTSVERLUST

In den USA kommt Fettleibigkeit seit etwa den 1970er Jahren sowohl bei Männern als auch bei Frauen jeden Alters und jeder ethnischen Zugehörigkeit häufiger vor. Fast 69 Prozent der Menschen, also mehr als zwei Drittel, sind heute übergewichtig oder fettleibig. Laut einer Studie verbrauchten Amerikaner im Jahr 2010 pro Tag 130 Kalorien weniger bei der Arbeit als im Jahr 1960. Die Unterschiede zwischen den verschiedenen Rassen sind erheblich.

Übergewicht ist bei kaukasischen Männern häufiger anzutreffen.

Bei männlichen Hispanoamerikanern ist die

Wahrscheinlichkeit größer, dass sie weder Fettleibigkeit der Klasse 1 noch der Klasse 2 haben.

Extreme Fettleibigkeit kommt bei schwarzen Männern häufiger vor.

Die Mehrheit der hispanischen Frauen ist übergewichtig.

Schwarze Frauen leiden am häufigsten an Fettleibigkeit und schwerer Fettleibigkeit.

Für eine wirksame Gewichtsreduktion ist eine gesunde Ernährungs- und Bewegungsanpassung erforderlich. Lassen Sie uns zunächst einige grundlegende Informationen über Fettleibigkeit, seine Gefahren und die Bedeutung des Erreichens und

Haltens eines angemessenen Gewichts durchgehen.

Ein Anstieg des Körperfettanteils wird als Adipositas bezeichnet. Die National Institutes of Health (NIH) bieten drei Methoden zur Bewertung der mit Gewichtszunahme verbundenen Gesundheitsrisiken an:

Führen Sie eine Berechnung des Body-Mass-Index (BMI) durch.
Nehmen Sie eine Messung des Taillenumfangs vor.
Verstehen Sie Ihren medizinischen Hintergrund.
Bei den meisten Menschen besteht ein Zusammenhang zwischen Gewicht und Körperfettanteil. Dies ist jedoch nicht immer der Fall. Bodybuilder beispielsweise mögen viel wiegen und einen hohen BMI

haben, aber da ihr Körperfettanteil niedrig ist, besteht für sie kein erhöhtes Gesundheitsrisiko.

Ermitteln Sie zunächst Ihren BMI, denn mit steigendem BMI steigen auch Ihre Gesundheitsrisiken.

1. Wenn Ihr BMI unter 18,5 liegt, gelten Sie als untergewichtig.

2. Ein BMI von 18,5 bis 24,9 gilt als normal.

3. Wenn Ihr BMI zwischen 25 und 29,9 liegt, sind Sie übergewichtig.

4. Es gibt drei Arten von Fettleibigkeit:

BMI 30 bis 34,9 für Fettleibigkeit der Klasse 1

BMI 35 bis 39,9 für Fettleibigkeit der Klasse 2

Ein BMI über 40 definiert Adipositas der Klasse 3.

GESUNDHEITLICHE KOMPLIKATIONEN IM ZUSAMMENHANG MIT Adipositas

1. Typ-1-Diabetes

2. Erhöhter Blutdruck

3. Dyslipidämie

4-Takt

Die meisten Krebsarten (Mit zunehmendem Gewicht steigt das Risiko einer Lungenerkrankung)

6. Obstruktive Schlafapnoe, eine der am häufigsten unterdiagnostizierten Krankheiten im Zusammenhang mit Fettleibigkeit.

7. Arthritis und degenerative Bandscheibenerkrankungen

Gallenblasenerkrankung

9. Sodbrennen

10. Alkoholbedingte Fettlebererkrankung

11. Polyzystisches Ovarialsyndrom und Unfruchtbarkeit

12. Venöse Insuffizienz

Gewichtsverlust

Die mit Übergewicht verbundenen Probleme können durch Gewichtsabnahme und -erhaltung behandelt und sogar vermieden werden. Durch eine Gewichtsabnahme kann Ihr Blutdruck sinken.

Gründe für eine unbeabsichtigte Gewichtszunahme

Bestimmte Lebensmittel, die Sie zu sich nehmen, wie z. B. zuckerhaltige Mahlzeiten und Getränke, können zu einer versehentlichen Gewichtszunahme führen. Es gibt jedoch Situationen, in denen eine Gewichtszunahme aufgrund eines versteckten medizinischen Problems auftreten kann.

Eine Gewichtszunahme kann sehr irritierend sein, insbesondere wenn man nicht weiß, was die Ursache dafür ist.

Obwohl Essen oft den größten Einfluss auf die Gewichtszunahme hat, können auch andere Faktoren wie Stress und Schlafmangel eine Rolle spielen.

Hier sind Gründe, warum Menschen ungewollt an Gewicht zunehmen.

Alkoholunabhängige Fettlebererkrankung

Wenn sich Fett in den Zellen Ihrer Leber ansammelt, kann dies Ihre Leber schädigen und möglicherweise zu Narbenbildung führen (ein Zustand, der als Leberzirrhose bezeichnet wird), was letztendlich dazu führen kann, dass Ihre Leber vollständig versagt. Bevor der Schaden angerichtet ist, treten möglicherweise keine Symptome auf. Obwohl sich Ärzte über den tatsächlichen Ursprung einer Fettleber nicht sicher sind , erhöht Übergewicht das Risiko von Komplikationen. Übergewichtige Personen erleiden diesen Schaden zwei- bis dreimal häufiger. Mit Hilfe einer frühzeitigen Diagnose und Therapie lässt sich dies jedoch umkehren.

Künstliche Junkfoods

Aufwändig verarbeitete Lebensmittel enthalten oft nur raffinierte Bestandteile und Zusatzstoffe.

Diese Waren sind kostengünstig, langlebig und aufgrund ihres unglaublichen Geschmacks schwer zu widerstehen.

Lebensmittelhersteller wollen den Umsatz steigern, indem sie ihre

Produkte so lecker wie möglich machen.

Sie nehmen zu viele stark verarbeitete Lebensmittel zu sich.

Hafer, gefrorenes Obst und Joghurt sind einige Beispiele für minimal verarbeitete Mahlzeiten.

Aber Lebensmittel, die einer umfassenden Verarbeitung unterzogen wurden, wie z. B. zuckerhaltige Cerealien, Schnellgerichte und Mikrowellen-Abendessen, enthalten eine Reihe gefährlicher Bestandteile, darunter zugesetzter Zucker, Konservierungsstoffe und schlechte Fette.

Und andere Studien haben den Verzehr stark verarbeiteter Lebensmittel mit einer

Gewichtszunahme in Verbindung gebracht.

Arthrose

Das Gewebe, das den Knorpel an den Knochenenden schützt, und die Gelenke werden durch Übergewicht stärker beansprucht, was zu Unbehagen und Steifheit führt. Darüber hinaus führt ein erhöhter Körperfettanteil zu mehr Entzündungen. Ihre Hüften, Ihr unterer Rücken und Ihre Knie werden weniger belastet, selbst wenn Sie nur 5 % Ihres Körpergewichts verlieren. (Das ist ein Gewichtsverlust von 190 Pfund von 200.) Eines der besten Dinge, die Sie gegen Arthritis tun können, ist Bewegung. Fragen Sie Ihren Arzt, welche Art und Dosierung für Sie am besten geeignet ist.

Aktivistisches Marketing

Vermarkter für Hersteller von Junk Food sind ziemlich aggressiv.

Manchmal versuchen sie, sehr schädliche Produkte als gesunde Produkte zu bewerben, was eine unethische Vorgehensweise ist.

Auch diese Unternehmen machen falsche Angaben. Schlimmer noch, sie richten sich mit ihrem Marketing gezielt an Jugendliche.

Kinder werden in der modernen Gesellschaft fettleibig, diabetisch und süchtig nach Junkfood, bevor sie reif genug sind, solche Entscheidungen selbst zu treffen.

Erhöhte Triglyceride

Während Ihre Gene sicherlich dazu beitragen, können auch andere Faktoren, einschließlich Ihrer

Ernährung und der Menge an Bewegung, einen Einfluss haben. Ungesunde Lebensmittel können zu einer Gewichtszunahme und einem höheren Triglycerid- und „schlechten" LDL-Cholesterinspiegel führen. Fettleibigkeit ist ein Hauptrisikofaktor für Herzerkrankungen, an denen jedes Jahr etwa 700.000 Amerikaner sterben. Lösliche, ballaststoffreiche Lebensmittel wie Hafer zusammen mit zusätzlichen Vollkornprodukten, Bohnen, Äpfeln, Weinreben, Erdbeeren, Auberginen und Okra können Sie satt machen, Ihre Kalorienaufnahme reduzieren und gleichzeitig Ihren Cholesterinspiegel senken.

Mangelhafter Verzehr von Vollwertkost

Wenn Sie häufig verarbeitete Lebensmittel zu sich nehmen, ist die Umstellung auf eine Ernährung mit mehr Vollwertkost eine einfache und wirksame Strategie, um die Gewichtsreduzierung zu fördern und viele andere Bereiche Ihrer Gesundheit zu verbessern.

Tatsächlich ist der Verzehr vollwertiger, weniger verarbeiteter Mahlzeiten entscheidend für die Gewichtsreduktion.

Du fühlst dich gestresst.

Ein häufiges Problem, das sich auf Ihr Gewicht auswirken kann, ist chronischer Stress (32 zuverlässige Quelle).

Eine Zunahme des Hungergefühls und des Verlangens nach kalorienreichen Nahrungsmitteln wird mit dem kortikalen Stresshormon in Verbindung gebracht, das zu Fettleibigkeit beitragen kann (zuverlässige Quelle).

Wie können Eltern die Gewichtsabnahme ihrer Kinder unterstützen?

„Kleine, konstruktive Anpassungen im Laufe der Zeit vorzunehmen, wie z. B. die Reduzierung der Portionsgröße, Familienspaziergänge und seltener auswärts essen, ist die beste Methode, um langfristig ein gesundes Gewicht zu erreichen", so Steven Middleman, MD, PhD, Leiter der CHLA Beim Diabetes- und Adipositas-Programm können selbst kleine Änderungen erhebliche Auswirkungen haben.

Wie kann ich zu Hause in Form kommen, um meinem Kind zu helfen?

Begrenzen Sie die Aufnahme von verarbeiteten und schnellen Mahlzeiten.

Sie enthalten oft mehr Kalorien und Fett. Füllen Sie den Tisch Ihres Kindes stattdessen mit Obst und Gemüse und wechseln Sie zu Vollkornversionen von Weißbrot, Getreide und Nudeln. Aufgrund der darin enthaltenen Ballaststoffe fühlt sich Ihr Kind möglicherweise länger satt.

Wie kann ich meine Kinder zu mehr Bewegung ermutigen?

Helfen Sie bei der Gewichtsabnahme

Gesundheit sollte an erster Stelle stehen, nicht Größe. Wenn Sie über ihre Gewichtszunahme sprechen möchten, warten Sie, bis sie von einem Arztbesuch zurückkommt, sagt Dr.

• Machen Sie es zu einer gemeinsamen Anstrengung.

• Gemeinsam gehen wir einkaufen.

• Bereite ihr das Abendessen vor.

• Erhöhen Sie Ihr Maß an Verantwortung.

• Machen Sie es zur Routine.

• Oder begleiten Sie sie mit ins Fitnessstudio.

• Nehmen Sie an einer Tanzstunde teil.

Zahlreiche Modediäten, Abnehmprogramme oder schlichte Betrügereien behaupten, eine schnelle und einfache Gewichtsabnahme zu erreichen. Der grundlegende Bestandteil eines erfolgreichen Abnehmprogramms bleibt jedoch eine ausgewogene, kalorienreduzierte Ernährung gepaart mit erhöhter körperlicher Aktivität. Für eine erfolgreiche und langfristige Gewichtsreduktion müssen Sie Ihre Ess- und Lebensgewohnheiten dauerhaft ändern.

Wie führt man solch tiefgreifende Veränderungen durch?
Essen Sie langsam

„Ich zeige meinen Kunden, wie sie ihre Mahlzeiten auswählen, jeden Bissen gut abschmecken, bevor sie sie einnehmen, und langsam kauen. Ich weise sie an, ihre Nahrung vor dem Schlucken richtig zu kauen und es dann noch einmal zu tun. Es braucht Zeit, um zu erkennen, wann wir." sind satt. Langsameres Essen steigert unser Sättigungsgefühl und fördert die Wertschätzung einer Mahlzeit.

Achten Sie auf die ersten 5–10 %

Anstatt sich selbst zu sagen: „Ich muss 25 Pfund abnehmen" und sich mit der Verfolgung eines scheinbar unmöglichen Ziels zu überfordern, denken Sie über die gesundheitlichen Vorteile selbst einer geringfügigen Gewichtsabnahme nach.

Bennett schlägt vor, Ihre Ziele erreichbarer zu machen. Ihre Gesundheit kann sich erheblich verbessern, wenn Sie nur 5 bis 10 % Ihres Körpergewichts (TBW) verlieren, was Ihr Risiko für Krankheiten wie Typ-2-Diabetes, Schlaganfall, Herz-Kreislauf-

Erkrankungen und zahlreiche Krebsarten senkt.

Seien Sie zufrieden mit Ihren Mahlzeiten

„Uns wird so regelmäßig gesagt, was wir essen sollen, und wenn wir die vorgeschlagene Mahlzeit nicht genießen, ist es unwahrscheinlich, dass wir dauerhaft gesunde Gewohnheiten entwickeln. Probieren Sie es mit frischem Obst. Lernen Sie, wie man neue Mahlzeiten kocht, die schmackhaft und abwechslungsreich sind.". Um den Geschmack zu verstärken, fügen Sie Kräuter und Gewürze hinzu. Oder, wenn Sie möchten, erleben Sie die Tiefe von rohem und gedünstetem Gemüse und die Süße von Obst. Es gibt keinen Grund, warum Sie Ihre Beziehung zu Lebensmitteln nicht wertschätzen können.

Integrieren Sie Aerobic-Aktivitäten in Ihren Alltag

Wenn Sie schnell Fett verbrennen möchten, kommen Sie an Aerobic-Übungen nicht vorbei. Studien deuten darauf hin, dass dies die effektivste Art der Übung ist, um Bauchfett zu reduzieren. Durch die Verbrennung zahlreicher Kalorien verbessert sich Ihre allgemeine Gesundheit. Beginnen Sie daher mit hochintensiven Übungen wie Joggen, Schwimmen oder Aerobic-Kursen. Bedenken Sie jedoch, dass Häufigkeit und Länge für den Erfolg entscheidend sind.

Verbrauchen Sie mehr Pflanzen

Untersuchungen zufolge ist eine pflanzliche Ernährung einfacher einzuhalten als eine kalorienarme Ernährung, was auch darauf hindeutet, dass sie die Gewichtsabnahme verbessert [5]. Darüber hinaus ist es nährstoffreich und bietet zahlreiche gesundheitliche Vorteile.

Stärken Sie Ihr Protein

Eine Erhöhung Ihrer Proteinzufuhr kann den Hunger verringern und dazu beitragen, den Verlust von Muskelmasse zu verhindern.

„Der Verzehr von etwa 25 bis 30 Gramm Protein – zwei Kugeln Fleisch oder Geflügelpulver, 4 Unzen Hähnchenbrust – pro Mahlzeit kann den Appetit anregen und es Ihnen ermöglichen, Ihr Körpergewicht zu regulieren", behauptet Dr. Albertson. Die ideale Strategie besteht darin, sicherzustellen, dass jede Mahlzeit eine Portion ausgezeichnetes Protein enthält.

Verbrauchen Sie mehr Wasser
Forschungsergebnissen zufolge wird ein höherer Wasserverbrauch unabhängig von Ernährung oder Aktivität mit einer Gewichtsreduktion in Verbindung gebracht [7]. Ausreichend Wasser zu trinken hilft, das Verlangen nach Zucker zu reduzieren und das Sättigungsgefühl zu steigern. Wasser wird auch für die körpereigene Fettverbrennung zur Energiegewinnung, die sogenannte Biolyse, benötigt.

Vermeiden Sie Limonade.
Greaves empfiehlt den Verzicht auf Limonade als weitere Möglichkeit, einen flacheren Bauch zu bekommen. Sie weist darauf hin, dass Erfrischungsgetränke, insbesondere Diätgetränke, Salz enthalten, das eine der Hauptursachen für Blähungen ist.

Wählen Sie ungesüßten Eistee oder Kaffee anstelle einer Diät-Limonade.

Probieren Sie ein eintägiges Abschreckungsmittel aus.

Obwohl Fastenkuren und Saftkuren nicht das Geheimnis einer langfristigen Gewichtsreduktion sind, schwören Prominente wie Gwyneth Patrol und Bayonne darauf, Pfunde zu verlieren und ihren Körper neu zu starten. Essen Sie einen Tag lang nur rohe Produkte, um eine Version zu erhalten, die Sie beibehalten können. Obwohl Sie insgesamt weniger Kalorien zu sich nehmen, fühlen Sie sich satt, als wenn Sie nur Saft getrunken hätten.

Finden Sie Mahlzeiten zum Auftanken.

Ins Fitnessstudio gehen? Indem Sie Mahlzeiten auswählen, die Ihren

Kalorienverbrauch sowohl während des Trainings als auch über den Tag hinweg erhöhen, können Sie Ihr Energieniveau aufrechterhalten. Greaves empfiehlt die Auswahl von Vollkornprodukten und anderen gesunden Krabben sowie einer Vielzahl von Obst und Gemüse. Es handelt sich um Tageskraftstoff, der zeitabhängig freigesetzt wird. Sie werden nicht auf ungesunde Lebensmittel zurückgreifen, um durch den Tag zu kommen.

Finden Sie eine regelmäßige körperliche Aktivität, die Sie unternehmen können.

Der beste Weg, dauerhaft Gewicht zu verlieren, besteht darin, dauerhafte Anpassungen vorzunehmen. Beginnen Sie bescheidener, als Sie vielleicht erwarten. Menschen engagieren sich oft zu sehr, wenn sie eifrig sind.

An diesem Punkt kann es jedoch leicht passieren, dass man ausbrennt.

Gehen Sie raus.

Laut Tatyana Johnston, CPT und Sportleistungsleiterin bei OMORPHO, ist „häufiges Gehen eine praktikable und praktische Möglichkeit, mehr Kalorien zu verbrennen und Ihre Abnehmziele einzuhalten." Außerdem handelt es sich um eine Übung mit geringer Belastung und nicht sehr anspruchsvoller Art, was die Wahrscheinlichkeit erhöht, dass jemand damit weitermacht.

Bleiben Sie trotz Rückschlägen hartnäckig.

Es kann demoralisierend und überwältigend sein, wenn Sie bei Ihren Bemühungen zur Gewichtsreduktion einen

Rückschlag erleiden (z. B. wenn Sie ein paar Tage im Fitnessstudio auslassen), und es kann dazu führen, dass Sie vom Kurs abkommen.

Stellen Sie sich eine „Lifestyle-Bewegung" vor.

Dabei geht es darum, den gewünschten Lebensstil ganzheitlich zu betrachten und Bewegung darin zu integrieren. Manche Menschen haben wenig Interesse daran, in einem Fitnessstudio zu trainieren oder einen Fitnesskurs zu besuchen. Das ist okay. Laut Blasé scheinen Reiten, Skifahren, Surfen, Schwimmen oder Wandern in Bezug auf Bewegung nachhaltiger zu sein.

Es ist wichtig, Methoden zu finden, um den ganzen Tag über mehr Sport zu treiben, sei es durch tägliches Treppensteigen bei der Arbeit, zweimaliges Bummeln um den Block in der Mittagspause oder gleich morgens das Halten einer Planke.

TRAINIEREN

Wenn Sie noch keinen Sport treiben, kann das Starten eines Trainingsprogramms dazu beitragen, dass Sie jeden Tag mehr Kalorien verbrennen, was die Gewichtsabnahme unterstützt. Wenn Sie derzeit Sport treiben, können Sie die Dauer oder Häufigkeit Ihres Trainings ändern (solange Sie sich weiterhin mindestens einen Tag pro Woche frei gönnen). Im Folgenden finden Sie Übungsrichtlinien für Erwachsene (USDHHS 2021):

BENUTZEN SIE ACHTSAME ESSPRAKTIKEN

Um Ihrem Gehirn die Möglichkeit zu geben, während des Essens die vollständigen Signale zu erkennen, schalten Sie alle Ablenkungen (z. B. Fernsehprogramme oder soziale Medien) aus, essen Sie langsam, kauen Sie jeden Bissen vollständig und legen Sie die Gabel zwischen den Bissen weg.

Begrenzen Sie Ihren Verzehr von verarbeiteten Kohlenhydraten und Zucker.

In verpackten Mahlzeiten, die nicht alle notwendigen Zutaten enthalten, sind oft übermäßig viele Kalorien, verarbeitete Kohlenhydrate und zugesetzter Zucker enthalten. Wenn Sie sich an Vollwertkost halten , können Sie Gewicht verlieren, indem Sie insgesamt weniger Kalorien und mehr Nährstoffe zu sich nehmen.

BEWERTEN SIE IHREN SCHLAF

Erwachsene sollten 7–9 Stunden pro Nacht schlafen. Niedrige Energie, erhöhtes Verlangen nach salzigen oder zuckerhaltigen Lebensmitteln, erhöhter Hunger und verminderte Motivation für Bewegung können allesamt Auswirkungen von Schlafentzug sein. Gönnen Sie sich mehr Schlaf, um Ihre Chancen auf eine Gewichtsabnahme zu verbessern!

Servieren und verzehren Sie mehr Gemüse.

Wenn Sie heute zum Abendessen drei Gemüsesorten servieren und nicht nur eine, essen Sie unbewusst mehr. Menschen werden durch eine größere Auswahl dazu verleitet, mehr Nahrung zu sich zu nehmen , und die Erhöhung der Aufnahme von Obst und Gemüse ist eine hervorragende Methode, um Gewicht zu reduzieren.

Gewichtsverlust, wenn Suppe serviert wird

Sie nehmen insgesamt weniger Kalorien zu sich, wenn Sie Suppe auf Brühenbasis in Ihre tägliche Ernährung aufnehmen. Denken Sie an Wontons aus China, Tortillasuppe oder Minestrone. Suppe eignet sich besonders zu Beginn einer Mahlzeit, da sie die Nahrungsaufnahme verlangsamt und den Appetit reduziert. Fügen Sie frisches oder gefrorenes Gemüse hinzu und kochen Sie es, nachdem Sie mit einer natriumarmen Brühe oder Suppe aus einem Dosenprodukt begonnen haben.

Gewichtsverlust, wenn Suppe serviert wird

Sie nehmen insgesamt weniger Kalorien zu sich, wenn Sie Suppe auf Brühenbasis in Ihre tägliche Ernährung aufnehmen. Denken Sie an Wontons aus China, Tortillasuppe oder Minestrone. Suppe eignet sich besonders zu Beginn einer Mahlzeit, da sie die Nahrungsaufnahme verlangsamt und den Appetit reduziert. Fügen Sie frisches oder gefrorenes Gemüse hinzu und kochen Sie es, nachdem Sie mit einer natriumarmen Brühe oder Suppe aus einem Dosenprodukt begonnen haben.

Augapfel ihre dünne Kleidung

Hängen Sie eine heiße Jeans, einen Rock oder ein altes Lieblingskleid dort auf, wo Sie es jeden Tag sehen werden. Dies hilft Ihnen, konzentriert zu bleiben. Um rechtzeitig an diesen Preis zu kommen, wählen Sie einen Artikel, der etwas zu eng ist. Dann holen Sie für Ihr nächstes bescheidenes, machbares Ziel Ihr Cocktailkleid aus dem Vorjahr heraus.

Diät zum schnellen Abnehmen

Diäten mit sehr wenigen Kalorien, sehr wenig Energie, wenig Kalorien und LCDs; schnelle Gewichtsreduktion im Sinne einer Gewichtsreduktion; schneller Gewichtsverlust bei Übergewicht; Schnelle Gewichtsreduktion und Fettleibigkeit; schnelle Gewichtsreduktion durch Diät; schnelle Gewichtsreduktion durch intermittierendes Fasten; Schnelle Gewichtsreduktion beim Essen innerhalb eines Zeitlimits.

Die VLCD (sehr kalorienarme Diät)

Mit einem VLCD können Sie jede Woche bis zu 1,5 bis 2 kg abnehmen, was Ihnen erlaubt, nur 800 Kalorien pro Tag zu sich zu nehmen. Mahlzeitenersatzprodukte wie Säuglingsnahrung, Suppen, Shakes und Riegel werden in VLCDs häufig anstelle der regulären Mahlzeiten verwendet. Dadurch ist es Ihnen möglich, alle Nährstoffe zu sich zu nehmen, die Sie täglich benötigen.

Nur Personen mit Adipositas, die aus medizinischen Gründen eine Gewichtsreduktion benötigen, wird eine VLCD empfohlen. Vor einer Operation zur Gewichtsreduktion werden diese Diäten häufig angewendet. Verwenden Sie ein VLCD nur mit der Unterstützung Ihres Anbieters. Die Mehrheit der Fachärzte rät davon ab, eine VLCD länger als 12 Wochen einzunehmen.

Kalorienarme Diäten (LCD)

Für Frauen erlauben diese Diäten typischerweise 1.000–1.200 Kalorien pro Tag und für Männer 1.200–1.600 Kalorien pro Tag. Die meisten Personen, die schnell abnehmen möchten, sollten sich für ein LCD statt für ein VLCD entscheiden. Aber ein Anbieter sollte trotzdem auf Sie aufpassen . Mit einem LCD werden Sie nicht so schnell abnehmen, aber ein VLCD kann Ihnen dabei helfen, die gleiche Menge an Gewicht zu verlieren.

Ein LCD könnte sowohl herkömmliche Mahlzeiten als auch Mahlzeitenersatz zu sich nehmen. Aus diesem Grund ist es einfacher zu befolgen als ein VLCD.

Zeitlich begrenzter Konsum

Dieser Ernährungsplan erfreut sich immer größerer Beliebtheit. Manchmal wird es mit dem Fasten verglichen, die beiden Methoden unterscheiden sich jedoch etwas. Ihr tägliches Essensfenster ist begrenzt, wenn Sie zeitlich begrenztes Essen praktizieren. Das Verhältnis 16:8 ist eine gängige Taktik. Sie müssen sich an diese Diät halten und alle Mahlzeiten innerhalb eines Zeitfensters von 8 Stunden zu sich nehmen, beispielsweise von 10 bis 18 Uhr. Sie können in diesem Zeitraum nichts anderes konsumieren. Studien haben gezeigt, dass diese Strategie zu einer schnellen Gewichtsreduktion führen kann, obwohl derzeit unklar ist, ob der Gewichtsverlust von Dauer ist.

Alternatives Fasten am Tag

Eine traditionelle Methode zur Kalorienreduzierung ist das Fasten. In letzter Zeit erfreut es sich immer größerer Beliebtheit. Dies ist teilweise auf Untersuchungen an Menschen und Tieren zurückzuführen, die die Vorteile des Fastens für Menschen mit Diabetes und Fettleibigkeit belegen. Es gibt mehrere Fastenpläne, und es ist nicht bekannt, welcher der effektivste ist. Das 5:2-Schema gehört zu den gebräuchlichsten. Dies erfordert zwei Fastentage oder VLCD pro Woche und fünf Tage normale Ernährung. Eine auf Fasten basierende Diät kann Ihnen dabei helfen, schnell Gewicht zu verlieren.

Trendige Diäten

Um schnell Gewicht zu verlieren, schränken einige Diätdiäten auch die Kalorien drastisch ein. Diese Diäten können manchmal gefährlich sein. Diese Diäten dauern oft nicht lange genug, um eine langfristige Gewichtsreduktion zu bewirken. Wenn Sie nach Beendigung der Diät zu Ihrem alten Essverhalten zurückkehren, besteht die Gefahr einer erneuten Gewichtszunahme. Die sicherste Diät für die meisten Menschen ist eine, die einen wöchentlichen Gewichtsverlust von 225 Gramm bis 500 Gramm oder 1/2 bis 1 Pfund beinhaltet.

Zweck der Übung

Eine Kalorieneinschränkung ist für eine schnelle Gewichtsreduktion wichtiger als Bewegung. Wie Sie bei dieser Diät Sport treiben sollten, sollten Sie mit Ihrem Arzt besprechen. Ihr Arzt wird Ihnen möglicherweise davon abraten, mit einem Trainingsprogramm zu beginnen, bis Sie eine Zeit lang eine Diät gemacht haben.